はじめに

　今、私たちの生活環境は急激に変化し、いつでも好きなものを食べることができる時代、身体を動かさないで済んでしまう時代が浸透してきています。そのことにより、さまざまな健康問題が生じてきています。糖尿病をはじめとした生活習慣病の増加もその一つであり、健康をおびやかす大きな問題です。

　健康を回復し、維持させるためのキーワード、それは「運動」です。

　運動は糖尿病の治療だけではなく、生活習慣病の予防や肥満改善、ストレス解消などさまざまな効果があります。また、運動は健康を増進し、活動的で質の高い生活を送るためにも重要な役割を果たしています。

　しかし、身体を動かさなくても済んでしまう時代に、あえて逆行して運動する習慣を身につけることは、簡単なことではありません。

　本書では、当院での運動指導の経験を基に、運動習慣のなかった糖尿病患者さんに、「これならできる」と思っていただける運動を「暮らしの中から見つけてもらう」をテーマに学会等で報告したものを集約させていただきました。

　患者さんをはじめ、運動を指導するスタッフの方々にお役立ていただければ望外の幸せです。

　最後に本書を出版するにあたり、多大なるご協力をいただきましたアルタ出版株式会社と編集部スタッフの方々に深く感謝いたします。

太田西ノ内病院 総合リハビリテーションセンター
運動指導科　科長
星野　武彦

プロフィール

1991年　国士舘大学体育学部体育学科　卒業
1991年　一般財団法人太田綜合病院附属太田西ノ内病院
　　　　総合リハビリテーションセンター運動指導科　勤務
　　　　　以降、長年にわたって運動療法の指導に携わり、
　　　　糖尿病の患者さんをはじめ多くの方の治療を運動面
　　　　からサポートしている。

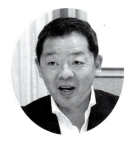

※本誌は糖尿病情報誌『DxM』vol.1〜14（2013年8月〜2016年11月）に連載された内容を加筆修正してまとめたものです。

1 ぶらぶら歩きでもいいんです！

ウォーキングのあるべき姿!?

運動が嫌い・苦手という方でも手軽に取り組める運動といえばウォーキング。でも、ウォーキングとは「腕を大きく振って、早足で歩くもの」というイメージをもっていませんか。実は、これから運動を始めようと思う方は脚の筋力が低下していることが多いため、"理想的な"ウォーキングをしようと脚に負荷がかかり過ぎたり、息が上がって運動を続けるのが嫌になってしまったりします。

ウォーキングについて興味深いデータがあります。本院の患者さんに、安全に長く続けられるレベル（anaerobic threshold；AT）での"理想的な"歩行（約80m/分）と、普段私たちが歩いている程度の"ぶらぶら歩き"（約50m/分）を、30分続けていただきました。その結果、消費エネルギー量は当然AT歩行のほうが高かったのですが、食後の血糖値はぶらぶら歩きでも下がることがわかったのです（図）。

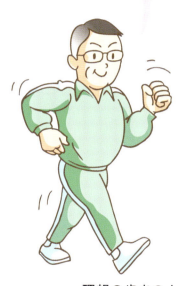

腕を振って早足で20分以上歩き続けられればもちろん理想的です

理想の歩きの人

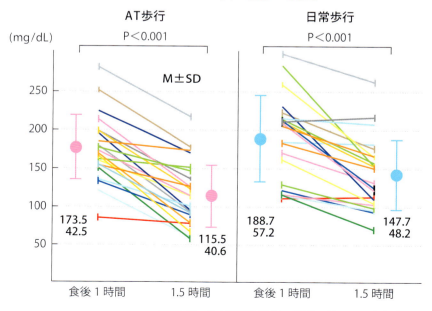

図　昼食後血糖値の変動

2003年　日本糖尿病学会にて報告（太田西ノ内病院　運動指導科）．

暮らしに運動を取り入れる①

ぶらぶら歩きでも効果あり

　最初はぶらぶら歩きでもよいのです。ゆっくり自分のペースで歩くことから始めて、「ウォーキングは気持ちがいいなぁ」と実感してもらうこと、これが大事です。ウォーキングが習慣になれば自然と脚力がつき、理想的な歩き方に近づけることも可能となります。また運動は最低20分以上続けないと効果がないように思われがちですが、数回に分けても同様の効果が得られます。

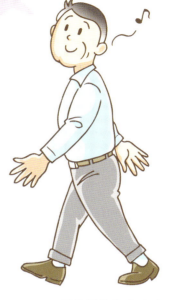

大丈夫！のんびり歩いても食後の血糖値は下がりますよ

ぶらぶら歩きの人

フィードバックを忘れずに

　患者さんが気楽に運動を楽しめるように医療従事者がサポートする一方、定期的に体力の評価を行い、状態に応じたアドバイスをすることも忘れてはなりません。なかにはつい張り切ってオーバーペースになる方もいるので、セーブすることも時には必要です。血糖値だけでなく運動量や体型の変化についても患者さんと医療従事者が確認し合いながら運動のメリットを実感していければ、さらにモチベーションが上がるのではないでしょうか。

Point ❶ ぶらぶら歩きでも十分効果あり
Point ❷ 細切れウォーキングでも効果あり
Point ❸ 定期的な体力・体型等の評価を伝える

ひとことメッセージ

　教育入院をすると血糖コントロールは改善されますが、退院後に元に戻ってしまっては意味がありません。
　医療スタッフは、患者さんが無理なく続けられる運動を一緒に考えるなどのサポートをしてあげることが必要であり、それが患者さんのセルフケアに発展していくことでしょう。

2 TVゲームもりっぱな運動!?

運動は楽しくなければ続かない

運動療法は適度な負荷をかけた運動を継続的に行うことが理想ですが、普段運動をしない方や運動が嫌いな方にとって「理想的な運動」はこなすだけで精一杯でしょう。また自宅での運動は単純で黙々と行うことが多いので、途中で止めてしまう方をよくみかけます。運動療法は理論というよりも、いかに遊びの要素を取り入れながら、楽しく身体を動かしてもらうかが長続きの鍵なのです。

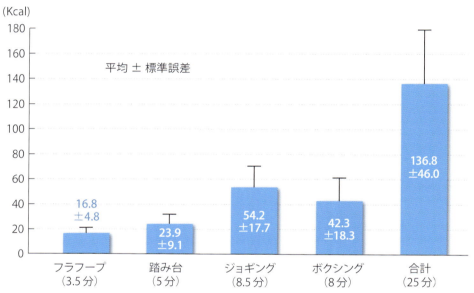

図1　Wii Fit™ Plus 各種目のエネルギー消費量

2011年　日本糖尿病学会にて報告（太田西ノ内病院　運動指導科）．

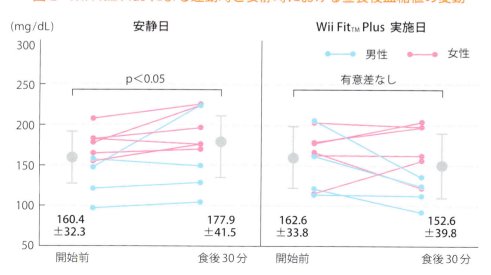

図2　Wii Fit™ Plus による運動時と安静時における昼食後血糖値の変動

2011年　日本糖尿病学会にて報告（太田西ノ内病院　運動指導科）．

暮らしに運動を取り入れる②

　TVゲームの中にはリズミカルに身体を動かして、気軽にエクササイズができるものが増えています。子どもだけでなく大人も一緒に楽しく遊べるTVゲームは、患者さんが運動に取り組むきっかけとして見逃す手はありません。

　当院の患者さんにTVゲーム（Wii Fit™ Plus）による運動をする日と安静日を設定し、運動日には昼食後に休憩を入れながら、4つの有酸素運動プログラム（フラフープ、ステップ、ジョギング、ボクシング）を30分ほど行ってもらいました。その結果、各種目の運動を行うと図1のようなエネルギー消費量となることがわかりました。また、運動後の心拍数は安全に長く続けられる運動レベル（anaerobic threshold；AT）まで上昇し、食後血糖値の上昇を抑える効果も示されました（図2）。

TVゲームもやりかた次第

　TVゲームを使ったエクササイズは、たとえばテニスのラケットでしたら手首だけで振るのではなく、全身を使って振るようにすればより高い運動効果が得られます。ただ最初はあまり激しい動作は控えて、徐々に負荷をかけるやり方がよいでしょう。お子さんやお孫さんがいる方では、一緒に遊んで得点を競うことで次第に運動量が増え、モチベーションも上がると思います。毎日30分程、時間を決めて家族とゲームに興じてみるのはいかがでしょうか。

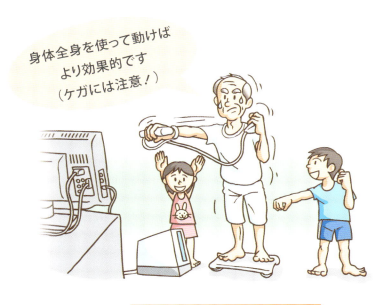

身体全身を使って動けばより効果的です（ケガには注意！）

Point 1 長続きするには楽しく運動
Point 2 最初は激しい運動は控える
Point 3 配偶者や子供、孫など家族と一緒に運動しよう

ひとことメッセージ

　運動は三日坊主で続かないという声をよくお聞きします。でも3日続くことを逆手にとってTVゲームを3日、ぶらぶら歩きを3日のように、三日坊主を積み重ねていけばりっぱな運動療法になりますね。

3 "家事"も積もれば"運動"に

身近な運動である"家事労働"

　主婦や会社勤めの方は、家事や仕事に追われて運動する時間がなかなか取れない、または運動をする気になれないという方も多いのではないでしょうか。主婦の方にお聞きしたところ、掃除・洗濯や子育てで疲れて、なかなか運動ができないといった声が少なくありませんでした。そこで日々行っている家事労働はどの程度負荷がかかっているか計測してみると、興味深い結果となりました。

　当院の患者さんに25分間にわたって4種類の家事労働を疑似体験してもらい、その時の心拍数の変化や運動強度を測定しました。その結果、心拍数は開始直後から多くの方が安全に長く続けられる運動レベル（anaerobic threshold；AT）まで上昇し、それ以上の負荷がかかっている方もいました（図）。また家事労働の運動強度をMETs（運動強度を表す単位。安静時は1METs、理想的な運動は3METs以上）で表すと、一番運動強度が高いのは拭き掃除で4.8METs、掃除機かけ、布団干しが4.5METs、一番低い洗濯物干しでも3.5METsという結果となり、運動に匹敵するほどの運動強度だったのです。このほか、消費エネルギー量や食後血糖値上昇の抑制効果も、期待できることがわかりました。

集中して行うとより効果的

　家事労働は分散して行うより、まとめて行うほうが運動効果は高いようです。血糖値が上がる食後の時間帯に集中して20〜30分家事を行うことで、食後血糖値の上昇を抑えることができますし、時間を有効に使えるという利点もあります。運動が苦手、運動する時間がないという方には、家事労働をうまく利用してみてはどうでしょうか。それをステップにして段階を経て運動療法に取り組んでいけるとよいですね。

ひとことメッセージ

　家事はのんびりやるより、てきぱき行うほうが運動強度もあがりますし、動作も立ったまま行うものより、かがんだり立ったりを繰り返すほうがより運動効果が高くなります。

暮らしに運動を取り入れる③

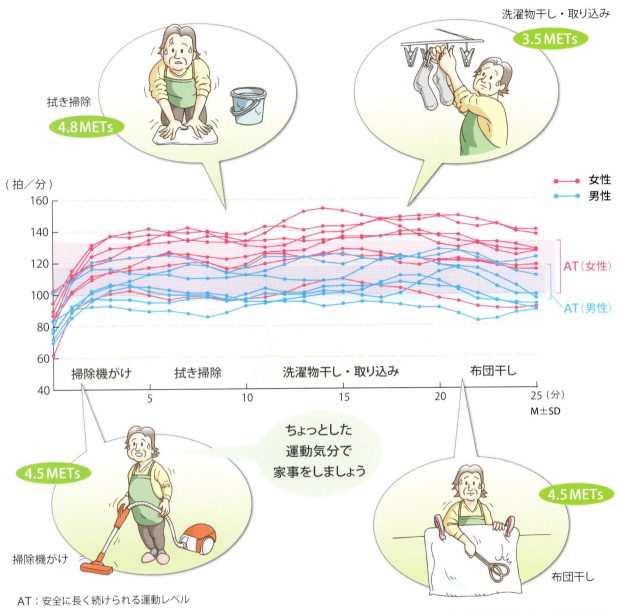

図 家事実施時の心拍数の変化

AT：安全に長く続けられる運動レベル

2007年 日本糖尿病学会にて報告（太田西ノ内病院 運動指導科）．

Point 1 家事は運動の宝庫
Point 2 集中して家事をすると効果的
Point 3 家事からステップアップして運動療法に取り組もう

4 "ニート"を増やすスーパーの活用法

"非効率"な動作が肥満に効率的

"ニート"を増やすと聞くと驚くかもしれませんが、ここでいう"ニート"とは「運動を意識しない家事や日常生活上の身体活動（Non-Exercise Activity Thermogenesis：NEAT）」のことです。このニートを増やすことが肥満の防止につながることがわかっています。

患者さんのお部屋を実際に拝見する機会が時々ありますが、肥満気味の方はできるだけ動かなくて済むようにと自分の手の届く範囲に物を置いていることが多いです。このように"効率的"と思える行動が実はニートを増やす妨げとなっているのです。

海外の発表では肥満気味の人は正常体重の人よりも座っている時間が1日平均164分長く、逆に立っている時間は153分短いと報告されています（図）。153分間立ち歩いていたとするとエネルギー消費量は352kcal、歩数に換算すると約1万歩にのぼります。

図　正常者と肥満者におけるニートの比較

	正常者	肥満者
横になる	507	496
座る	407	571
立つ・動き回る	526	373

立つ・動き回るの差：153分（352kcal）

肥満気味の人と正常体重の人のニートの差は、1週間で2,400 kcalを超えることがわかっています。

参考文献　Levine JA, et al. Science 2005; 307: 584-586.
　　　　　Murphy MH, et al. Sport Med 2009; 39: 29-43.

暮らしに運動を取り入れる④

スーパーの"お得"な活用法

　毎日1万歩歩くのはハードルが高く感じられるかもしれませんが、生活習慣を工夫することで1万歩に相当するニートを達成することが可能です。

　自宅でお茶を飲む時、手近なポットからお湯を入れるのではなく離れたところにポットを置く、または毎回台所に行ってお湯を沸かすようにすればニートを増やすことができます。また毎日の買い物に利用するスーパーやデパートなどはニートを増やす秘訣が満載です。

　まずかごをもたずに品定めのため店内を1周し、2周目に品物をかごに入れるようにすれば普段の2倍の歩数を稼ぐことができます。十分に時間をかけて品定めすることで衝動買いや買い忘れを防げるかもしれません。さらに駐車場では店舗入り口からいちばん遠いところに駐車すると否が応でも歩行距離が伸びますし、お店のトイレはできるだけ遠方を利用、階の移動も階段を使うようにすればいっそう歩数が増えますね。

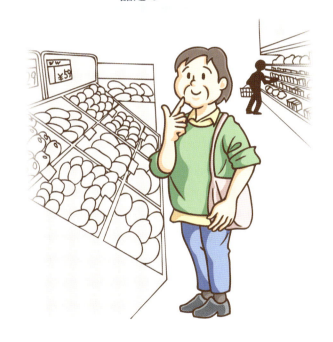

1周目は
かごをもたずに
品定め…

Point ① 意識しないで身体を動かす工夫をする
Point ② わざと効率的に動かない
Point ③ 日ごろ使うものはできるだけ遠くに置く

ひとことメッセージ

　スーパーなどは年中空調が効いていて雨風も関係なく、しかも入場無料です。そのうえ入店するだけで「いらっしゃいませ！」と感謝されるのですから最高の環境ですね（笑）。

5 簡単にできる体力測定法

手軽にできる筋力測定

　基礎体力がない方がいきなり激しい運動を始めると、怪我をしたり、長続きしなかったりしますので、その人に見合った運動や運動強度をみつけることが大切です。そのためには脚力測定器や呼気ガス分析器といった検査機器を用いることが理想的ですが、これらの機器は一般的に高額なため、すべての医療施設で導入するには少々敷居が高いかもしれません。そこで検査機器がなくても簡単に体力や筋力を判定できる方法をご紹介します。

　脚筋力は階段を利用した立ち上がりテストによって判定することができます。これは階段の1、2段目に座ってから反動をつけずに両足および片足で立ち上がれるかを調べるもので、検査器具を使って算出した体重支持指数（WBI）と相関するといわれています。階段の1段目（約20cm）から両足で立ち上がれる場合は、筋トレや水中運動が可能な筋力レベルといえます（WBI 44.3±3.5％）。2段目（約40cm）から片足で立ち上がれる場合（WBI 62.3±14.3％）は自転車やウォーキング、1段目から片足で立ち上がれる場合（WBI 90.2±9.2％）は、ジョギングやレクリエーションが可能なレベルといえます（図1）[1]。

図1　階段を利用した脚筋力のテスト

自分に合った運動が簡単にみつけられます

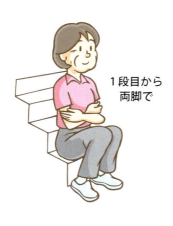
筋トレ・水中運動

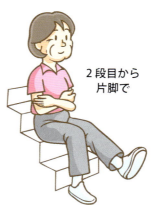
自転車・ウォーキング

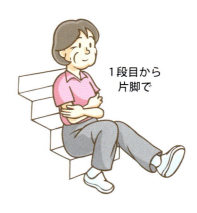
ジョギング・レクリエーションスポーツ

参考文献　村永信吾．昭和医学会誌 2001；61：362-367．

暮らしに運動を取り入れる⑤

楽から少しきついくらいの運動が最適

　呼気ガス分析では運動中の呼気などから安全に長く続けられる運動レベル（AT）を決定しますが、これは主観的運動強度（RPE）という心理尺度で代用できます。RPEは運動時に感じている感覚を「非常に楽である」から「非常にきつい」まで15段階（6〜20）で表したものです（図2）。当院の入院患者さん128名に対し、それぞれの方に適した負荷の運動をしていただいたところ、8割を超える方が「楽である（RPE 11）」から「ややきつい（同13）」と回答しました。つまり「楽からややきつい」と感じるくらいの運動であれば、大体その患者さんに合ったATレベルの運動と考えられるでしょう。患者さんの体力や筋力、体調によって最適な運動強度は変化しますので、簡易検査を参考に運動強度の過不足を防ぎ、安全で効率のよい運動の指導が医療機関で受けられるとより望ましいのではないでしょうか。

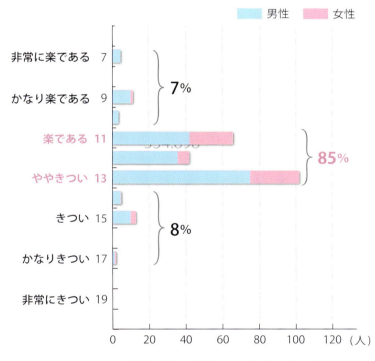

図2　AT強度運動時の主観的運動強度（RPE）

2008年　日本糖尿病学会にて報告（太田西ノ内病院　運動指導科）．

Point ❶ 手始めに階段を使って自分の筋力を知る
Point ❷ 自分にあった運動量を見極める
Point ❸ 時々運動量を見直す

ひとことメッセージ

　簡易検査は患者さん自身が自分に適した運動や運動強度をみつける目安にもなりますので、セルフチェックを勧めてみるのもよいでしょう。

6 予想が当たる!? 血糖コントロール

予想が当たる人ほど血糖コントロールも良好

　血糖コントロールを良好に保つには食事や運動、薬による治療が大切ですが、その前提として自分の血糖状態を把握していることが望ましいのはいうまでもありません。現在では市販の血糖自己測定（SMBG）機器がますます一般的になり、医療機関以外でも簡単に血糖をチェックすることが可能です。

　このSMBGを活用して、運動療法前後の血糖値の予測値と実測値についての調査を行いました。参加者は当院に教育入院中の患者さん23名と外来通院中の患者さん28名で、糖尿病治療の"初心者"と"ベテラン"の方を比較したというわけです。それぞれの予測値と実測値を図に示します。

　まず入院患者さんの血糖値をみると、運動前の予測値と実測値との差は30mg/dL以上と大きく、自分の血糖値を把握できていない方が多かったことがわかります。しかし運動後の値をみると誤差が縮まっており、運動前の実測値を参考にして、血糖値の予測値を修正できるようになったと考えられます。試験に参加した入院患者さんからは「運動でこんなに血糖値が下がるとは思わなかった」「運動療法の大切さを実感しました」といった感想が聞かれました。

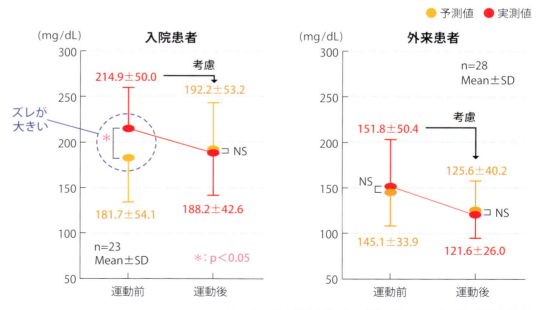

図　糖尿病患者における運動療法前後の血糖値の予測値と実測値

2014年　日本糖尿病学会にて報告（太田西ノ内病院　運動指導科）．

暮らしに運動を取り入れる⑥

　一方、外来通院中の患者さんでは運動の前後とも予測値と実測値のズレはわずかでした。なかでも日頃から運動に取り組んでいる方はズレが小さく、血糖コントロールも良好でした。つまり「血糖値の予測能力が高い人は血糖コントロールも良い」という傾向がうかがえます。

血糖自己測定によって運動の効果を実感

　日頃からSMBG機器で血糖値を計測・管理することによって、1日の血糖値の上下動を把握することができ、血糖値が上がる時間帯に集中して身体を動かすことで効果的に血糖をコントロールできます。また、その日の食事や運動によってどの程度血糖値が変動するかという相関関係を意識することは、糖尿病自体への関心を高めることにもつながります。身体を動かすことが苦手、なかなか運動効果を実感できないという患者さんは、"論より証拠"でSMBGによって血糖値の変動を実感すると共に、楽しみながら血糖値の予想精度を高めて、よりよい血糖コントロールを目指していただきたいと思います。

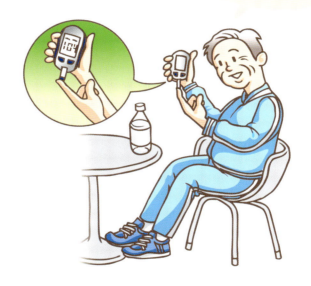

予測は当たってるかな？

ひとことメッセージ

　食後30分おきにどの程度血糖が上がるかを調べる「食事負荷テスト」は、血糖推移の状況を知るのに役立ちます。医師や栄養士の協力のもと、好きなものを食べて、どの程度変化するかを確認するのもよいでしょう。

Point ❶ SMBGを使って血糖状態を知る
Point ❷ 血糖値の上がる時間帯に運動をする

7 「ストレッチング」で運動しやすい身体をつくろう

運動の第一歩としてのストレッチング

　ストレッチングとは、筋肉の柔軟性を高め、関節の可動域を広げるために有効とされている運動です。準備運動や整理運動としてアスリートから健康維持増進を目的にされる方まで広く実施されており、その効果は多様です。エネルギー代謝量という視点からみると2METsほどで、安静時の1METsと比べてほとんど変わりません（図）。このことからもダイエットや血糖降下作用といった視点からみた場合、有酸素運動や筋力トレーニングと比べて効果は低めであることがわかります。

　しかし、当院で実施した糖尿病運動療法としてのストレッチングの有用性の調査では、柔軟性の低い方や体力の低い高齢の方において効果が認められました。糖尿病患者さんの多くは、運動不足という共通した生活背景がみられます。つまり、日常の生活活動量そのものが低く、運動不足になっている場合の「運動の第一歩」として、ストレッチングが安全であり自分の身体と会話ができる運動種目だといえます。

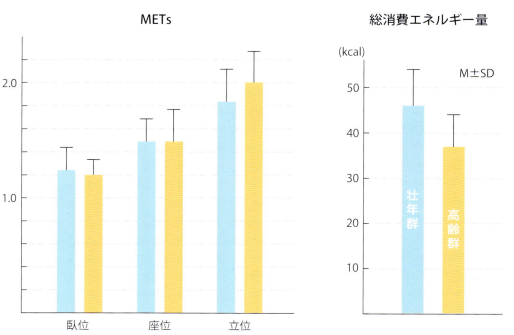

図　ストレッチングによるエネルギー代謝量

2002年日本糖尿病学会にて報告（太田西ノ内病院　運動指導科）.

暮らしに運動を取り入れる⑦

「休養」としてのストレッチングの効用

　ストレッチングには筋肉をほぐし柔軟性を高める効果に加えて、心身をリラックスさせる効果があるといわれています。心身にストレスがかかると、血糖値を上げるホルモンが分泌される一方でインスリン抵抗性が強くなるため、血糖コントロールが悪くなります。またストレスを感じている時は自然と呼吸も荒くなります。

　そこで、ゆっくりと呼吸を繰り返しながらストレッチングを行うことで、脳の前頭葉でリラックス状態を示すα波が増加して心拍数が低下し、副交感神経の働きが高まってストレスの緩和につながります。イージーリスニングの軽音楽を聴きながらストレッチングを行えば、リラックス効果がさらに高まるでしょう。このほか毎日ストレッチングを行っていると、筋肉の張りの左右差を自分自身で早めにキャッチすることができます。つまり、その日の身体の調子に気づくことにもつながります。

　糖尿病の治療といえば、血糖値の低下や消費エネルギーの増加といった運動療法や食事療法に目が行きがちですが、ストレッチングで上手に身体と語り合って、心身ともにストレスが少ない状態に保つことも糖尿病の療養にとっては大切ではないでしょうか。

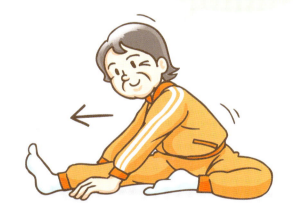

ストレッチングは「いつでも」「どこでも」「ひとりでも」できますね！

ひとことメッセージ

　運動が苦手、運動不足の方には、普段使っていない筋肉をストレッチングで十分にほぐして柔軟性を高め、運動に適した身体作りに気をつけることもケガの防止や運動療法の継続に重要だと考えられます。

Point 1　ストレッチングから運動を始めよう
Point 2　ストレッチングの効果は多様
Point 3　身体と対話するのがストレッチング

8 ゴルフは下手がいいんです！

ゴルフ練習の運動効果

　糖尿病の患者さんから、「ゴルフも運動になりますか？ウォーキングは気乗りしないけど、好きなゴルフの打ちっ放しならすぐ行ける」という声をよく聞きます。スコア上達を目的とした通常の練習では、フォームを確認したり修正しながら打つため思ったより打数が伸びず、運動療法としての効果はそれほど期待できませんが、少し工夫すれば糖尿病の運動療法としての効果が大きく期待できます。

　当院に入院しているゴルフ好きの糖尿病患者さんに、ゴルフ練習場にて食事1時間後より毎分4球のペースで20分ほどボールを打ってもらい、糖尿病運動療法としての有用性を調査しました。その結果、心拍数は安全に長く続けられる運動レベル（AT）の110～130回/分に到達し、また血糖値も運動前より有意に減少しました。また、使用するクラブは短いものより長いもののほうが運動量が多く、効果が高い結果となりました（図）。過去に当院で行った調査では、長いクラブ（ウッド）を使用した際の総エネルギー消費量は自転車運動に匹敵するという結果が出ており、ゴルフ練習は運動療法として有用と考えられます。

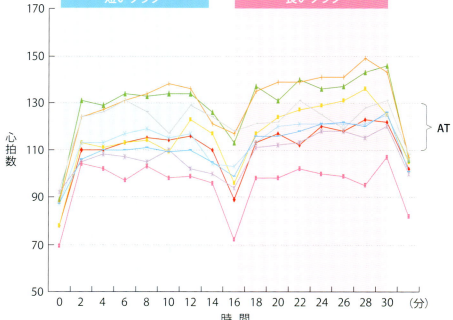

図　ゴルフ練習中の心拍数の変化

1999年　日本糖尿病学会にて報告（太田西ノ内病院　運動指導科）．

暮らしに運動を取り入れる⑧

無駄な動きが運動効果を上げる？

　ゴルフ練習の調査から面白いことがわかりました。ゴルフの習熟度によって心拍数や血糖値の変化に違いがみられたのです。ゴルフのうまい患者さんは、力を抜いて効率よく身体を使うため運動量が少なく、心拍数や血糖値の変化が少なかったのに対し、ゴルフ初心者の方は大振りになったり、力が入ったりと無駄な動きのせいで運動量が多く、結果として運動療法の効果が高くなりました。つまり「ゴルフは下手なほうがよい」というわけです。

　それではゴルフがうまい人はどうすればよいかというと、最初に連続して15〜20分くらいボールをポンポン打って身体を十分に動かし心拍数を上げてから、ゴルフ上達のための練習をすることで運動効果を得やすくなります。

　趣味の延長として運動に取り組むことは動機付けとして最適です。ゴルフ練習を運動療法に取り入れてみるのもよいかもしれません。

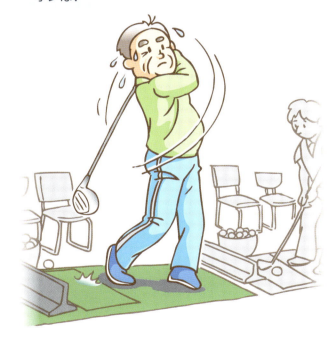

ひとことメッセージ

　ゴルフの練習は頭を下げて瞬間的に強くクラブを振る動作を繰り返すため、網膜症を合併する患者さんなどでは医師との相談が必要です。

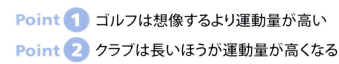

Point ❶ ゴルフは想像するより運動量が高い
Point ❷ クラブは長いほうが運動量が高くなる

9 筋トレの盲点

有酸素運動と同様の運動効果

　筋肉量を増やすトレーニングにレジスタンス運動（筋力トレーニング）があります。腹筋や背筋、脚筋など人体の中でも大きな筋肉群を鍛えることは、糖尿病運動療法としての効果と基礎代謝を高める効果が期待できます。また、トレーニングの仕方により、有酸素運動同様に心拍数をある一定に保ちながら無理なく実践できる運動種目として有効であると考えられます。当院の糖尿病患者さんに食後1時間後に15分ほどレジスタンス運動（腕立て、腹筋、背筋、スクワット、各12〜15回×3セット）を行ってもらったところ（**右図**）、安静時と比べて食後血糖値は大幅に低下し、自転車運動（有酸素運動）とほぼ同等の効果がみられました（**右下図**）。

　またレジスタンス運動で筋肉量が増加すると筋肉内のグリコーゲン備蓄量が増加して糖代謝が改善するほか、インスリン抵抗性を改善させ、血糖コントロールがしやすくなるといわれています。

1セットで鍛えられる筋肉は3分の1程度

　レジスタンス運動を行う際、「〇〇〇を3セット」のように回数を分けるのはなぜかご存じでしょうか。それは、1セットのレジスタンス運動で鍛えることのできる筋肉は3分の1程度と考えられているからです。

　1セット目の運動では3分の1の筋肉が使われ、残りの3分の2の筋肉は休んでいると考えられます。2セット目でさきほど休んでいたうち3分の1の筋肉が使われ、そして3セット目でようやくすべての筋肉が鍛えられるという考え方になります。そのため、1セットだけのレジスタンス運動では、大きな効果は期待できないかも知れません。

　また筋力にも個人差があります。部位ごとに行う回数は一人ひとりの筋力に合わせて設定することが必要です。そしてレジスタンス運動は負荷と休息を上手に行うことで効果が現れます。筋肉疲労がある場合には休息を取り入れることも必要でしょう。

暮らしに運動を取り入れる⑨

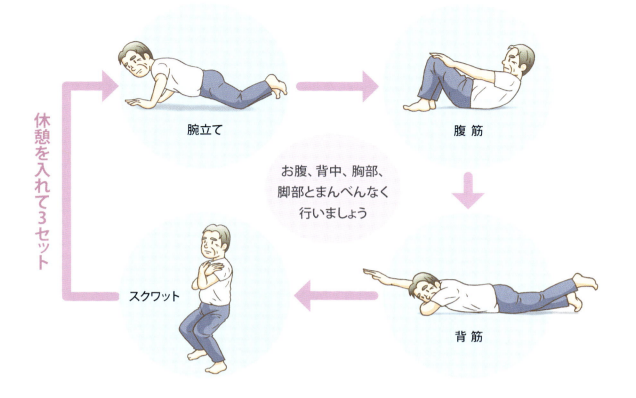

図 レジスタンス運動時の食後血糖値の変化

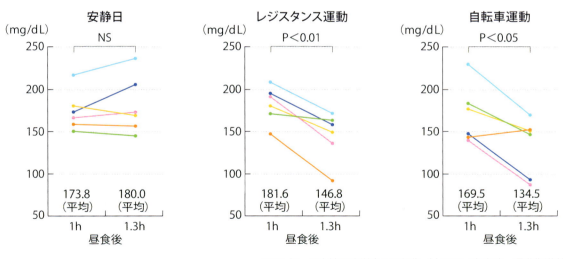

1996年 日本糖尿病学会にて報告（太田西ノ内病院 運動指導科）.

Point ① 筋トレは基礎代謝アップと糖尿病治療の両方に有用

Point ② 筋トレは3セット行うと効果的

Point ③ 負荷と休息を組み合わせるのがポイント

ひとことメッセージ

高強度のレジスタンス運動は収縮期血圧を上げるため、心疾患や網膜症といった合併症を抱える方は特に注意が必要です。

10 身体の変化への気づきが大切

患者さん一人ひとりの生活にあった指導

　糖尿病の患者さんの生活スタイルは多種多様です。一律に同じような運動療法を行うのではなく、患者さんのライフスタイルに合った指導が重要です。当院では初回指導時に「ライフスタイル調査票」(**図1**)を記載してもらい、職業、余暇の過ごし方、運動の習慣や経験、一日の生活時間を詳細に伺っています。

　職業が運送業で午前に荷物の積み降ろし、午後に運転という生活を送っている方の調査票の活用例をみてみましょう。午前は運動療法を超えた重労働になる可能性があるので低血糖にならないための指導、午後は運転の休憩時に身体を動かしたり、どうしても時間がとれない場合はNEAT（ニート、p.10参照）を増やしたりするようにアドバイスする、といった具合に、その方にとってできるだけ無理のない実行可能な提案をすることがポイントとなります。

図1　ライフスタイル調査票

```
　　　　　　　　　　　　　　　　　　　　調査日 ___年 ___月 ___日

氏名 _____　年齢 ___歳（男・女）
職業 _____　座位・立位（軽・中・重）労働
職場までの距離 ___km　通勤手段 _____
運動するのに良い場所が家の近くに（1・ある　2・ない）
余暇時間のすごし方は
（1・活動的　2・どちらかと言えば活動的　3・どちらかと言えば非活動的　4・非活動的）
運動・スポーツは
（1・好き　2・どちらかと言えば好き　3・どちらかと言えば嫌い　4・嫌い）
過去に何かスポーツをしていましたか（1・はい _____　2・いいえ）
現在実施しているスポーツや運動、健康法はありますか（1・ある　2・ない）
　種目　　_____　_____
　時間・頻度 _____　_____

生活時間調査　　　平日　　　　　　　　　　　休日
04:00─
05:00─
06:00─
  〜
23:00─
24:00─
01:00─
```

参考資料　当院運動指導科オリジナルの調査票.

暮らしに運動を取り入れる⑩

身体の変化に気づくための"記録"

適切な血糖コントロールのためには、患者さん自身が身体の変化に気づくことが大切です。そこでおすすめなのが、患者さん自身で行う体重測定結果の記録です。当院では患者さんに1カ月間毎日体重を計測し、記録表（**図2**）に折れ線グラフで記録してもらい、来院時に体重の変化を一緒に確認しています。グラフは一目で確認でき、折れ線の上下した日は患者さん自身何をしたか身に覚えのあることが多いものです。そのイベントと体重の相関を振り返ることで、生活習慣の改善や運動療法の継続に役立てることができます。

このように、患者さんの生活や身体の変化を把握することでオーダーメイドの指導が可能となり、また患者さん自身の自覚を促すきっかけにもなるのではないでしょうか。

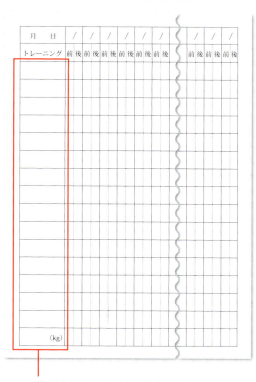

図2　体重の変化表

患者さんごとに目盛りを変えて記入

参考資料　当院運動指導科オリジナルの体重の変化表.

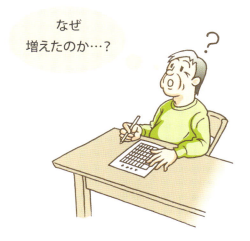

ひとことメッセージ

入院時は医療者の管理下ですので、当然病状や糖尿病に関連した数値も改善します。しかし、退院することが治療のゴールではなく、そこからが治療の新たなスタートであることを患者さんと医療従事者が一緒に確認していくことが大切です。

Point 1 実行可能な運動療法を考えよう
Point 2 まずは生活の実態を見る
Point 3 記録は生活や身体の変化に気づくきっかけ

11 "一歩"先をいく歩き方

脚筋力を保つための歩き方

　血糖コントロールのための運動の導入として、p.4でぶらぶら歩きを紹介していますが、歩き慣れた後も同じぶらぶら歩きを続けていては負荷が少なく、せっかく身体を動かしても脚の筋肉量は増えません。

　血糖値の低下と筋力との間には相関関係があるといわれており、特に下肢の筋力が強ければ血糖を下げる効果が高まります。2型糖尿病患者の脚筋力は健常者に比べて低く、また加齢に伴う下肢筋肉量の変化をみても、太ももやふくらはぎの後ろ側は日常生活で使われるためそれほど落ちませんが、前面の筋肉は意識して負荷を与えて鍛えなければどんどん弱くなってしまいます（図）。

　脚の筋力を保つためには、①速歩、②坂道を駆け上がる、③階段を上がるといった負荷を上げる歩き方のほか、筋力トレーニングを組み合わせるなどの工夫が必要となります。

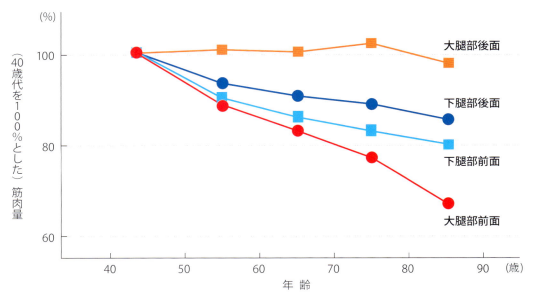

図　加齢に伴う下肢筋肉量の変化

参考文献　佐藤広徳. 鶴学園 2004; 112: 2-3.

暮らしに運動を取り入れる⑪

全身の筋肉を使うポールウォーキング

　より負荷をかけて効果的に筋力を保つ歩き方の一つとして、ポールウォーキングがあります。ポールを使って歩く動作は上半身、特に肩甲骨周りの筋肉を大きく動かしますので、効率のよい運動です。また腰をひねったり、歩幅を広げたりする動きは、エネルギー消費量を上げることにもつながります。ポールと脚の4点で身体を支えることができるため重心が安定して転倒の防止にも役立つほか、衝撃を吸収して足腰の負担を軽減させるメリットもあります。

　運動の導入期を過ぎた方には自然の傾斜を利用して負荷を与えたり、ポールを使ったりするなど、ぶらぶら歩きよりも"一歩進んだ歩き方"を取り入れてみるのもよいかもしれませんね。

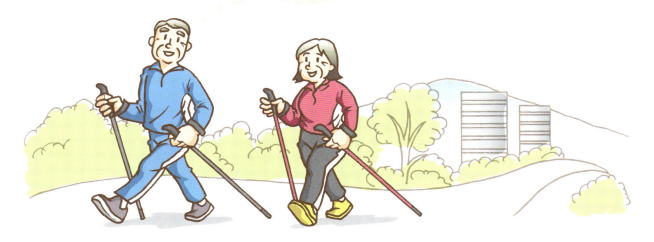

ポールを使うと同じ歩行時間でも効果的です

Point 1 血糖値低下と筋力（特に下肢）は相関関係がある

Point 2 意識して鍛えないと衰えるのが筋肉

Point 3 徐々に負荷を高めていく

ひとことメッセージ

　糖尿病患者さんは健常者に比べて10年ほど早く要介護状態となると言われています。運動療法は血糖値の低下だけに焦点をあてるのでなく、筋肉量を増やし健康寿命を延ばすことも考慮に入れたいですね。

12 水分補給の時間を確保しよう

運動中はこまめに水分補給を

　運動療法のモチベーションの一つとして減量を目標にするケースがありますが、運動に対するモチベーションが高くなるとさまざまな注意点が出てきます。その中でも特に注意しなければいけないのが水分補給です。患者さんの中には、より効果的に減量する方法として、季節や気温に関係なく衣類を着込んでたくさん発汗しようとする方、失った体水分の補給を我慢して減量しようとする方もいます。最近ではSGLT2阻害薬も積極的に使用されるようになったことからも、水分補給は脱水のみならず脳梗塞などの大きな病気の予防も含めて重要ポイントです。

　当院では運動指導に参加した患者さんを対象に、①運動後の声かけのみ、②運動中にも声かけ、③運動中に給水休憩を設ける、のように1年ごとに異なる水分補給の声かけを行って、運動前後の体重変化について調査しました。その結果、③の運動中に給水休憩をとり水分を取ってもらう方法が運動前後での体重変動が最も少ないことがわかりました（図）。理想的な水分補給は、運動前、運動中、運動後と意識してこまめに摂取することが必要であることが示唆されました。

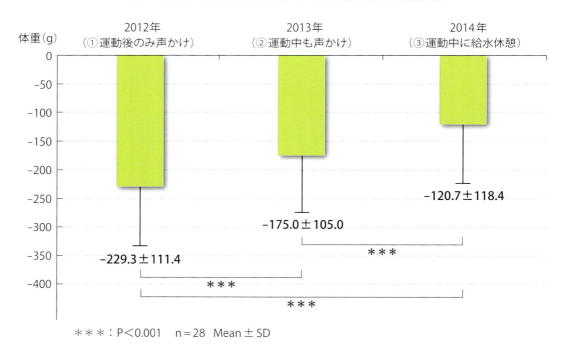

図　積極的運動療法実施時の体重変動量比較結果

＊＊＊：P＜0.001　n＝28　Mean±SD

2015年　日本糖尿病学会にて報告（太田西ノ内病院　運動指導科）．

暮らしに運動を取り入れる⑫

低血糖予防も忘れずに

　運動時の注意点として、水分補給と並んで大切なのは低血糖の予防です。特にインスリンや血糖を下げる薬を服用中の方では、薬の調整や補食が必要になることもあると思います。

　補食の種類ですが、ゆっくり消化吸収して緩やかに血糖を上げるおにぎりやパン、クッキー、あめ玉などが理想的といわれ、量については体力や運動量によって変わってくるため、医師と相談したうえで決めるのがよいでしょう。

　水分補給や補食を適切に行い、安全な運動療法を心がけていただきたいと考えています。

水分補給は水道水やミネラルウォーターで十分ですよ。

ひとことメッセージ

　乾いた植木に水をやる時、勢いよく水をかけるとはじいてしまいますが、少しずつかけるとしみこむように水が吸収されますよね。人間も同じで、少しずつこまめに水分補給をしたほうが効率的で身体に負担が少ないです。

Point ❶ 理想的な水分補給はこまめな摂取
Point ❷ 運動の途中での補食は医師などに相談して決めよう

13 ラジオ体操のねらいと効用

動かし方には意味がある

　ラジオ体操は老若男女問わず手軽に行うことのできる運動で、全身をまんべんなく動かす要素が取り入れられています。たとえば、腕回しや胸反らしは呼吸器系の強化、前後左右の曲げ伸ばしは体幹を鍛えることにつながります。また、ご存じのとおりラジオ体操には第1と第2があり、ねらいが違うので異なるメニューとなります。第1のほうは年齢を問わずリズムに合わせて身体を動かす体操となっているため、比較的軽めの運動です。第2はテンポが速く、跳ねる動作や腕を上下に大きく動かす動作など、身体を鍛えて筋力を強化し心拍数を上げる要素が含まれているため、第1に比べて運動強度が大きくなっています。「第2のほうがハードだな」と感じている方が多いかもしれませんが、実際にラジオ体操中の心拍数をみると、第1よりも第2のほうが心拍数の変動が大きく、安全に長く続けられる運動レベル（AT）に到達していました（図）。

　ラジオ体操は5分程度で実施できる効率的な運動であり、運動量の点からみると、体操後にウォーキングなど他の運動と組み合わせると、より効果を高めることができます。

図　ラジオ体操中の心拍数の変動

2004年　日本糖尿病学会にて報告（太田西ノ内病院　運動指導科）.

暮らしに運動を取り入れる⑬

ストレッチングとラジオ体操

　ラジオ体操には筋肉を伸ばすストレッチングの要素もあります。ストレッチングには2種類あって、静的ストレッチ（スタティックストレッチ）と動的ストレッチ（ダイナミックストレッチなど）に分かれます。静的ストレッチは反動をつけずにゆっくり筋肉を伸ばすもので、運動後のクールダウンや柔軟性の向上、気分のリラックスなどの効果が期待されます。

　一方、動的ストレッチは関節の可動域を広げ、運動時の瞬発的な動きに筋肉が堪えられるように弾みをつけて行うものです。リズミカルな音楽に合わせて行うラジオ体操のストレッチングは動的ストレッチに分類でき、静的ストレッチよりも運動強度が当然高くなります。

　普段何気なく行っているラジオ体操もねらいや効果がわかるとやる気UPにつながると思います。運動療法にラジオ体操を取り入れる際の豆知識として他の患者さんや周りの人に紹介してみてはいかがでしょうか。

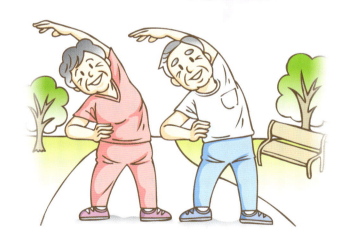

関節の可動域を広げる意識で
大きく身体を動かしましょう

ひとことメッセージ

　日常生活のなかに運動を習慣付けるのにラジオ体操は最適です。また時間や場所をとらずに行うことができますので、仕事の合間や入浴前などの時間を使って一日に数回繰り返して行うのもよいでしょう。

Point ❶ ラジオ体操第一は誰でもリズムに合わせて、第二は心拍数を上げて体力アップ
Point ❷ ラジオ体操には動的ストレッチの効果もある

14 糖尿病治療の一歩先へ

糖尿病患者は10年早くロコモに

　糖尿病の運動療法は血糖値の低下やダイエットが目的だと考えている方も多いと思いますが、運動する意義はそれだけにとどまりません。〝ロコモティブシンドローム（ロコモ）〟という言葉を聞いたことがあると思います。ロコモとは筋肉、骨や軟骨、関節、椎間板といった運動器に障害が起き、歩行や日常生活に何らかの障害がある状態であり、糖尿病患者さんは健常者より10年早くロコモになり、平均寿命にも大きな影響を与えるといわれています。

　糖尿病患者さんがロコモになりやすい理由として、神経障害、足病変、網膜症、大血管症、骨粗しょう症など糖尿病に特異的な疾患や合併症が挙げられます。さらに運動習慣がない人が身体を動かさないためにロコモに移行するケースが少なくありません。

　図は年齢と体力の推移をまとめたものです。加齢とともに体力が低下することは自然なことですが、ほとんど毎日運動している55〜59歳の男性と、運動しない45〜49歳の男性の体力を比べるとほぼ同等でした。このことはほとんど運動しない人は、よく運動する人に比べて10年早く体力が落ちるともいえます。そして、運動習慣がない方が糖尿病になった場合には、さらに体力低下が早まりロコモや寝たきりのリスクが増えていくことを意味しています。

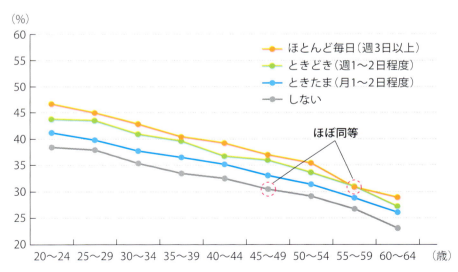

図　運動・スポーツの実施頻度別新体力テストの合計点（男子）

文部科学省. 平成26年度体力・運動能力調査結果の概要 運動・スポーツの実施状況と体力 調査報告書. 2015.
（http://www.mext.go.jp/component/b_menu/other/__icsFiles/afieldfile/2015/10/13/1362688_07.pdf）より一部抜粋